OXYTHÉRAPIE

APPLICATION DE L'OXYGÈNE

AU

Traitement des Maladies

PAR

Charles BELOT DE REGLA

DOCTEUR EN MÉDECINE DE LA FACULTÉ DE PARIS, DE LA FACULTÉ DES SCIENCES
MÉDICALES DE MADRID, DE L'UNIVERSITÉ DE LEIPZIG

PRIX : UN FRANC

PARIS

IMPRIMERIE CL. MOTTEROZ

RUE DU FOUR, 54 BIS

1891

OXYTHÉRAPIE

OXYTHÉRAPIE

APPLICATION DE L'OXYGÈNE

AU

Traitement des Maladies

PAR

Charles BELOT DE REGLA

DOCTEUR EN MÉDECINE DE LA FACULTÉ DE PARIS, DE LA FACULTÉ DES SCIENCES
MÉDICALES DE MADRID, DE L'UNIVERSITÉ DE LEIPZIG

PRIX : UN FRANC

PARIS

IMPRIMERIE CL. MOTTEROZ

RUE DU FOUR, 54 BIS

1881

Cet essai est le résultat de longues années de travail, pendant lesquelles nous avons dû lutter avec des difficultés de toute sorte; aujourd'hui qu'elles sont surmontées, nous possédons un moyen sûr et certain pour traiter avec succès et guérir des malades pour la plupart considérés comme incurables.

Pour faire ce mémoire, nous avons puisé dans les ouvrages de Hope-Seyler, de Gréhant, de Paul Bert, que souvent nous avons copiés mot à mot; c'est bien certainement ce qu'on trouvera de mieux en parcourant ces lignes. Hope-Seyler, par ses études chimiques sur les phénomènes d'oxygénation et désoxygénation des tissus; Gréhant, qui, appliquant les invariables lois de la physique à la physiologie, a créé la physique médicale; Paul Bert, par ses recherches sur la respiration et l'influence de la pression barométrique, sont les véritables fondateurs de cette partie de la thérapeutique, qui, basée sur la physique et la chimie, tend à donner à la médecine une sûreté mathématique qui jusqu'alors faisait défaut.

Piorry, étudiant les respirations profondes réitérées

et leur effet sur l'organisme, est le vrai créateur de la pneumothérapie, et nous n'avons pu mieux faire que de publier son œuvre.

Pour la partie mécanique, nous en sommes redevables à Walter-Lécuyer dont la patience et le talent ont été mis à l'épreuve pendant ces longues années; en fabriquant son appareil portatif pour les respirations d'air oxygéné, il a rendu un service réel à l'humanité.

OXYTHÉRAPIE

De tout temps l'air pur a été considéré comme un des moyens les plus efficaces pour combattre les maladies et conserver la santé. L'oxygène, une fois découvert, fut appliqué comme médicament, et les résultats obtenus produisirent un tel engouement que son usage ne tarda pas à se généraliser en Angleterre, en France, en Allemagne et en Suisse; l'abus qu'on en fit lui enleva son prestige et il tomba dans l'oubli. Demarquay l'en tira de nouveau; il fit des expériences sur lui-même et sur ses élèves, l'appliqua chez ses malades, obtenant des effets merveilleux; il se servait d'un petit ballon en caoutchouc de la contenance de trente litres. Resté depuis lors dans le domaine de la thérapeutique, les importants travaux de Paul Bert et de Hope-Seyler sont venus mettre hors de doute ses innombrables applications.

Une des causes qui rendaient son usage difficile était les inconvénients de sa préparation qui n'était pas exempte de danger. Avec l'aide de Walter-Lécuyer, nous sommes arrivés aujourd'hui à avoir des appareils gazogènes qui éloignent toute crainte et dont la personne la moins habile peut facilement se servir.

Pendant un certain temps, des médecins appréhendaient de s'en servir comme moyen curatif, au point d'en dissuader leurs malades : ils craignaient son action irritante ; aujourd'hui, ces préoccupations n'ont plus de raison d'être ; les travaux de Demarquay, de Paul Bert et du docteur Aune prouvent son innocuité.

Notre traitement, la manière dont nous faisons usage de l'oxygène, éloigne toute espèce de crainte de danger ; nous n'employons jamais l'oxygène pur, toujours mélangé à une plus ou moins grande quantité d'air atmosphérique, et les résultats que nous obtenons, depuis plus de dix ans que nous avons commencé à agir de la sorte, sont la garantie la plus évidente de l'excellence du procédé. Aussi avons-nous été aussi heureux que flatté de nous trouver en communication d'idées avec l'auteur de l'importante publication sur la pression barométrique.

Dans ce magnifique travail hors ligne, le professeur Paul Bert critique la méthode suivie jusqu'à ce jour, et qui est encore en vogue, d'administrer l'oxygène pur et en petite quantité dans des petits ballons en caoutchouc et, sans s'en douter, il prône notre manière de faire, sanctionnée aujourd'hui par son immense autorité. En effet, l'éminent physiologiste, à la page 1143, dit : « Mais je me permets de penser qu'on s'y prend fort mal dans son application, et que s'il est possible d'espérer quelque utilité de son emploi, c'est à la condition de changer de méthode totalement. On fait, en effet, respirer aux malades l'oxygène presque pur, et comme alors il n'est pas possible d'en avoir une grande quantité, on en administre quelques litres (généralement 30, au maximum, en France) qui sont absorbés en cinq ou six minutes. Cette manière de procéder offre deux inconvénients : d'abord, on ne peut espérer quelque action durable d'une légère augmentation, pendant dix minutes au plus, dans l'oxygène du sang ; en second lieu, comme on s'efforce d'employer l'oxygène aussi pur que possible, il est possible qu'on aille à l'encontre du but qu'on se propose d'atteindre, en dépassant le maximum d'oxygénation véritablement utile aux oxydations. Ainsi, choc violent et de peu de durée, agissant peut-être en sens contraire de ce qu'on désire, tel est le résumé de la méthode qui ne paraît pas devoir être conservée dans la grande majorité des cas. » (Paul Bert, *Pression barométrique*.)

La méthode que nous préconisons, dont nous faisons usage depuis longtemps, consiste à nous servir de notre appareil pneumothérapique pour les inhalations d'oxygène : nous mélangeons ce gaz avec l'air atmosphérique à un degré voulu, au dixième, au quart, à la moitié, et c'est ce mélange que nous faisons respirer selon les besoins du cas présent ; nous faisons passer par le poumon la quantité de cent cinquante à deux cents litres d'air plus ou moins oxygéné, pendant quinze à vingt minutes, et nous répétons cet exercice deux, trois et quatre fois, en faisant, à chaque fois, reposer le malade ; la durée de la séance est de trois quarts d'heure à une heure à peu près, temps pendant lequel il fait cette gymnastique pulmonaire. En cas de besoin, nous faisons faire deux séances par jour ; dans la majorité des cas une seule suffit.

Qu'il me soit permis de rendre ici hommage à la mémoire du premier propagateur de l'aérothérapie, qui fonda la pneumothérapie, si en vogue aujourd'hui en Allemagne et en Autriche, à Piorry, l'infatigable savant, initiateur de ce puissant moyen d'action. L'aérothérapie a son origine toute française ; elle est due à Piorry et, comme preuve à l'appui de notre assertion, nous publions son mémoire lu, en 1850, à l'Académie des sciences, et qui fut couronné malgré les persécutions auxquelles il était en butte à cette époque.

De l'influence des grandes respirations sur l'organisme

(Mémoire présenté par Piorry et lu à l'Institut en l'année 1853)

Actuellement, on est arrivé à déterminer sur le vivant l'épaisseur des parois du ventricule gauche du cœur et les proportions approximatives de sang contenu dans ce ventricule. Pour comprendre un fait si inattendu, il faut se rappeler que les liquides sont très peu élastiques, et par conséquent ils donnent au plessimétrisme une matité absolue, sans résistance appréciable au doigt qui percute ni à l'oreille qui écoute. Les solides, au contraire, donnent lieu toujours à un certain degré de sonorité et d'élasticité. Or, les parois cardiaques sont solides, le sang est liquide; dès lors on conçoit facilement que la limite des points où les fibres charnues du cœur cessent de correspondre, et sur le rebord de laquelle le sang est situé, devient facile à distinguer.

Ce fait a une certaine portée pratique, surtout relativement au diagnostic de la dilatation et de l'hypertrophie du cœur; mais les recherches suivantes ont une application bien autrement importante. A maintes reprises, j'avais constaté qu'à la suite de la présence du liquide d'écume dans les voies de l'air, la gêne qui survient dans le passage du sang à travers les poumons était suivie d'une dilatation marquée et parfois considérable de l'oreillette droite; bien plus, l'étendue du diamètre transversal de l'oreillette, mesurée par l'organographisme, donnait une juste idée du degré de la difficulté survenue dans l'hématose pulmonaire : une augmentation d'un, de deux ou de trois centimètres dans ce diamètre transversal correspondait à des proportions relatives de dyspnée. Il y a quelques mois que ce fait, qui s'observe constamment, m'a conduit à me demander si l'on peut à volonté augmenter le volume du cœur en gênant la respiration et même en la suspendant quelques moments. Or, lorsque les hommes, sains ou malades, ont fait retenir pendant une demi-minute ou davantage les mouvements inspirateurs, on voit tout d'abord la diminution transversale de l'oreillette droite augmenter d'un, deux centimètres et même trois et quatre, et bientôt après les cavités gauches du cœur prennent une dimension d'un, de deux centimètres de plus qu'elles n'avaient auparavant. Non seulement la circonférence de l'organe prend plus de développement d'un côté à l'autre, mais encore l'accroissement est tout aussi manifeste de haut en bas.

Mais si, après avoir fait augmenter ainsi la dimension du cœur, on fait exécuter coup sur coup dix, quinze ou vingt inspirations profondes, semblables à celles qui ont lieu dans le soupir, on voit la circonscription de l'oreillette droite et celle des ventricules revenir d'abord aux dimensions normales, puis diminuer d'un centimètre et plus. On sait que chez les gens à poitrine étroite, maigre, et dont le cœur bat avec un certain degré de force, on détermine assez facilement, par la vue et le toucher, le lieu qui correspond à la pointe du ventricule gauche. Or, j'ai constaté, et un grand nombre de médecins ou d'élèves l'ont reconnu comme moi, que

sur ces personnes, les respirations profondes et réitérées sont bientôt suivies d'un déplacement de l'espace
où l'on voit les pulsations. Cet espace se trouve alors à
deux ou trois centimètres plus en dedans qu'auparavant. Ce résultat si évident de l'inspection et de la
palpation confirme pleinement la réalité du fait que le
plessimétrisme et l'organographisme avaient révélé. Si
l'on fait succéder à plusieurs reprises ces mouvements
inspirateurs profonds et réitérés et cette action de retenir la respiration, on voit, autant de fois que l'on fait
l'expérience dont il s'agit, l'oreillette droite et le cœur
gauche diminuer ou augmenter de volume.

Par suite des modifications imprimées aux mouvements respirateurs, bientôt les dimensions du foie
éprouvent les variations survenues dans le volume du
cœur. En effet, lorsque les inspirations profondes sont
réitérées douze ou quinze fois, on voit l'organe hépa-
tique diminuer soit par en haut, soit par en bas, dans
le sens vertical, d'un ou deux centimètres, et décroître,
d'un côté à l'autre, de deux, trois ou quatre centimètres. Lorsque le foie fait saillie au-dessous des côtes,
on constate ces mêmes faits par la palpation. Chose
remarquable qu'un de mes aides de clinique, le docteur
Favre, de Poitiers, a constatée le premier, c'est que la
diminution survenue, à la suite des respirations accélérées, dans le volume du foie persiste beaucoup plus
que celle qui s'est manifestée dans le volume du cœur.
Ce dernier organe, en effet, après avoir promptement
décru lors des inspirations profondes et réitérées, reprend assez vite, alors que les inspirations cessent, la
dimension qu'il avait primitivement.

Ainsi que mes travaux antérieurs sur la rate devaient
le faire pressentir, cet organe n'augmente pas ou ne
diminue pas en raison des modifications en moins ou
en plus, survenues dans les mouvements respiratoires.

Sous l'influence des inspirations profondes et réitérées, la sonorité, l'élasticité que présentent les poumons sains augmentent, surtout en arrière, de la façon
la plus notable. Ce fait prouve que la circulation pulmonaire est facilitée par la plénitude de la respiration.
Il a été pour moi le point de départ de plusieurs tenta-
tives heureuses dans lesquelles j'ai pu faire immédiatement dissiper, par les inspirations dont il s'agit, des
engorgements inflammatoires existant dans les poumons
des malades. Qu'il me soit permis de dire, à cette occa-
sion, que le moyen le plus actif de provoquer l'excré-
tion des liquides contenus dans les bronches consiste
à faire exécuter lentement, par les malades, une inspiration très étendue et à la faire suivre d'une expiration forte et brusque, imitant la toux. Il n'y a pas de
médicament, dit expectorant, sans en excepter l'émé-
tique, dont l'action soit aussi puissante que celle de cet
acte physiologique convenablement dirigé.

Puisque les inspirations profondes et réitérées favo-
risaient la circulation pulmonaire, il devait en résulter
que, dans les cas de stase, de congestion sanguine à la
peau, de coloration livide des capillaires, etc., cette
congestion, cette coloration devaient diminuer ou disparaître sous l'influence des mouvements respirateurs
étendus, et c'est en effet ce que j'ai observé, surtout
chez un malade parvenu au plus haut degré de lividité
cholérique.

Il y a déjà bien longtemps que j'ai utilisé les grandes
respirations sur des gens à demi empoisonnés par les
gaz qui se dégagent des charbons en ignition, ou chez
lesquels l'oxygénation du sang avait été insuffisante.

Les faits précédents sont susceptibles d'innombrables
applications diagnostiques et donnent lieu à de très
nombreuses indications thérapeutiques. Je me borne
a en indiquer quelques-unes :

1° On peut juger par les dimensions de l'oreillette droite du cœur, mesurée par le plessimétrisme, du degré de gêne survenu dans l'acte respirateur. Dans une multitude de cas ce fait est susceptible d'applications pratiques très importantes.

2° Le cœur diminue promptement par l'accélération et l'étendue des mouvements respirateurs : donc, lorsqu'il est dilaté, l'indication principale est de favoriser la respiration et de la rendre plus complète. Déjà dans des cas pareils, en agissant de cette façon, j'ai vu des gens atteints dc dilatation cardiaque et de la série d'accidents rapportés à l'asthme dit *nerveux,* être promptement soulagés :

3° Il est en général fort difficile de déterminer, pendant la vie, si le cœur d'un malade est seulement hypertrophié, s'il n'est que dilaté, ou si cet organe présente à la fois une augmentation et une extension plus ou moins considérables. Or, cette distinction devient facile dès l'instant qu'on possède un moyen comme les inspirations profondes et réitérées qui font diminuer sur-le-champ le cœur seulement dilaté, tandis que l'hypertrophie véritable ne peut être actuellement modifiée par l'énergie plus grande et par la réitération de l'acte respirateur.

4° Dans les cas de dilatations cardiaques sans coïncidence de graves lésions du cœur ou de l'aorte qui l'entretiennent, les inspirations profondes accélérées que l'on renouvelle d'une manière fréquente peuvent améliorer l'état du malade et, à la longue, elles peuvent contribuer à son rétablissement définitif.

5° Les états pathologiques consécutifs aux dilatations du cœur, les collections séreuses accumulées dans le tissu cellulaire ou le péritoine peuvent être influencés avantageusement ou même se dissiper sous l'influence des inspirations profondes et réitérées. Il y a tout lieu de croire que ce moyen aurait une extrême utilité dans les congestions et dans les hémorragies encéphaliques.

6° Sur des gens chez lesquels, sous l'influence de diverses circonstances telles que le grand volume du ventre, l'étroitesse de la poitrine, des concrétions artérielles, le cœur est dilaté, gens que l'on dit être asthmatiques et dont la respiration est habituellement gênée et incomplète, on trouve, dans les inspirations profondes répétées plusieurs fois de suite et renouvelées un grand nombre de fois par jour, un puissant moyen de remédier à la dilatation cardiaque et aux accidents qu'elle produit.

7° Malgré les récents progrès de la science, il était difficile de déterminer si le grand volume que le foie peut prendre est dû à une congestion simple, à une phlegmasie ou à une lésion organique persistante. Or, puisque cette glande diminue très promptement par les inspirations profondes et réitérées, alors que ses vaisseaux et son tissu sont distendus par du sang, il en résulte que les inspirations feront diminuer très promptement le foie alors qu'il sera congestionné, le feront décroître plus lentement s'il s'agit d'une hépatite, et qu'elles modifieront à peine ses diminutions lorsqu'il existera une lésion anatomique ancienne et persistante de l'organe sécréteur de la bile. Les applications pratiques de ce fait sont innombrables et éclairent infiniment la thérapeutique. Tel qu'on aura cru atteint d'une affection grave du foie verra bientôt sa maladie disparaître sans grands efforts.

8° La rate ne diminuant pas par les inspirations profondes et n'augmentant pas par l'arrêt de la respiration, il en résulte que les fonctions de cet organe sont fort différentes de celles du foie et que, malgré les opinions généralement admises à ce sujet, elles ne sont pas liées d'une manière immédiate à la grande circulation.

9° Dans les congestions et même dans les phlegmasies du poumon, les inspirations réitérées peuvent être suivies d'une amélioration très marquée dans l'état de cet organe et d'un retour plus ou moins rapide à leur état normal. A l'appui de cette dernière proposition, je puis déjà citer des faits nombreux récemment observés. Des poumons atteints de pneumonie hypostatique sont redevenus tout d'abord, par suite des respirations profondes et réitérées, sonores et élastiques. Des congestions pulmonaires récentes, situées autour des masses tuberculeuses, sous l'influence du même moyen, se sont en grande partie immédiatement dissipées : de là une preuve matérielle que l'induration constatée était dans une certaine étendue stasique congestive. J'ai constaté plusieurs fois que des indurations pulmonaires situées autour des tubercules se dissipaient promptement au moyen des inspirations profondes et réitérées.

Application des grandes respirations de Piorry, au traitement des affections de l'arbre aérien au moyen de l'appareil pneumothérapique

Gymnastique pulmonaire

Après bien des tâtonnements et beaucoup de temps, nous sommes arrivé, avec l'aide de l'intelligent et habile mécanicien Walter-Lécuyer, à obtenir un appareil au moyen duquel nous avons mis en pratique les idées mentionnées dans le mémoire qui précède. Cet appareil a pour point de départ le Spiromètre de Hutchinson que nous avons pris pour modèle ; nous en avons fait la description dans une brochure spéciale. Il se compose de deux cloches à air, en zinc, de la contenance de deux cents litres chaque, communiquant ensemble au moyen d'un tube en caoutchouc ; elles sont ainsi disposées, que l'air ou le gaz contenu dans l'une d'elles lorsqu'elle est pleine, est recueilli dans l'autre restée vide, après que cet air a servi à l'acte de la respiration et est expulsé par le poumon.

L'air ou le mélange gazeux contenu dans la cloche pleine est comprimé par le poids de la cloche qui est de 15 kilos ; cette compression peut être augmentée à volonté en ajoutant des poids sur la cloche. Celle qui est restée vide, qui sert à recevoir l'air qui a servi à la respiration et est expulsé par le poumon, est munie de contrepoids placés de telle façon qu'ils rendent négatif le poids de la cloche, lui faisant équilibre, et, à un certain moment, exercent une force de traction qui facilite le mouvement ascenseur, à peine la moindre quantité d'air y est elle entrée ; cette puissance de traction peut être portée à tel degré qu'on jugera convenable, en augmentant les contrepoids. Au moyen d'un masque bordé de caoutchouc qu'on adapte sur la figure de manière à ce que la bouche et le nez y soient contenus, interceptant hermétiquement le passage de l'air, on respire dans l'appareil. Lorsqu'on fait alors un mouvement d'inspiration, on fait pénétrer dans le poumon un mélange gazeux qui se trouve comprimé par le poids de la cloche, plus les poids supplémentaires ajoutés. Lorsqu'au contraire on fait le mouvement d'expiration l'air expulsé par le poumon pénètre dans la cloche vide qui est mise en mouvement par la force de traction exercée sur elle par les poids placés d'avance ; cette force de traction, qui, naturellement, est en raison directe de

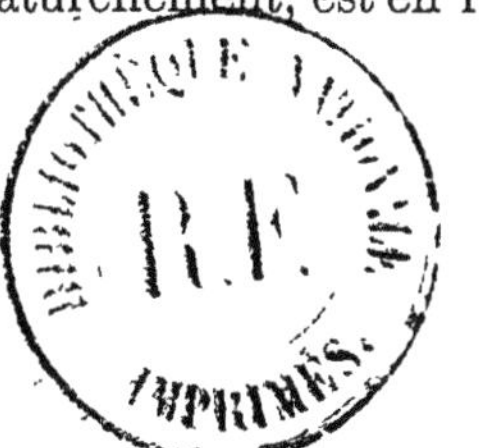

la somme des poids agissant sur la cloche, se fait ressentir de proche en proche jusqu'aux bronches, pendant tout le temps que, le masque appliqué sur la figure, on fait le mouvement d'expiration : elle agit sur les alvéoles qu'elle vide le plus complètement possible de l'air qu'elles contiennent. Notre appareil agit donc comme une pompe foulante et aspirante dont la force peut être augmentée à volonté pour rendre plus faciles les mouvements d'inspiration et d'expiration. Ne serait-ce que considéré comme moyen gymnastique pulmonaire, il est appelé à rendre les plus grands services en perfectionnant l'acte respiratoire ; ses indications thérapeutiques sont innombrables.

Pour nous bien rendre compte de ce que l'hygiène et la thérapeutique peuvent gagner par l'usage suivi pendant un certain temps de notre appareil, nous allons passer en revue quelques-uns des phénomènes qui ont lieu dans le poumon pendant l'acte respiratoire et le milieu dans lequel il s'effectue ; nous posséderons ainsi un moyen de comparaison au point de vue physiologique.

Gréhant nous a appris que la capacité pulmonaire chez l'adulte est de 3,000 centimètres cubes d'air en moyenne ; c'est-à-dire que le poumon contient en moyenne, à l'état normal 3 litres d'air. Pendant une inspiration normale, sans efforts, il pénètre dans le poumon 500 centimètres cubes d'air, un demi-litre ; mais ils n'y restent pas en entier : une partie de ce demi-litre est rejetée au dehors par l'expiration suivante.

Pendant une inspiration de 500 centimètres cubes, 170 centimètres cubes sont rejetés par la prochaine expiration avec 330 centimètres cubes d'air vicié, et seulement 330 centimètres cubes d'air nouveau pénètrent dans le poumon pour venir se mélanger à l'air alvéolaire resté dans le poumon ; un tiers environ est rejeté et deux tiers renouvellent l'air pulmonaire. Le mouvement d'inspiration conduit l'air d'une telle façon que, quelque forte que soit l'expiration, elle ne peut jamais le rejeter en entier ; le poumon n'est donc jamais entièrement vide d'air.

Après deux mouvements, l'un d'inspiration et l'autre d'expiration, égaux à un demi-litre, l'air introduit dans le poumon se trouve distribué d'une manière uniforme dans les petites bronches, dans les vésicules pulmonaires, partout la même quantité d'air arrive ; partout chaque volume reçoit un peu plus d'un dixième d'air nouveau. C'est cette quantité d'air nouveau qui vient se mélanger à l'air alvéolaire, qui à été appelée par Gréhant *coefficient de ventilation*. Ce coefficient de ventilation n'est pas toujours le même ; il varie avec le volume des poumons et avec le volume de l'inspiration. Quand le poumon est plus petit, l'inspiration restant égale, la quantité d'oxygène distribuée dans le poumon est plus grande. La cause la plus puissante de la variation du coefficient de ventilation est *le changement de grandeur de l'inspiration ; plus l'inspiration est grande et plus le coefficient de ventilation est grand ;* mais, quelle que soit la quantité d'air introduite dans le poumon, la distribution de l'air se fait d'une manière uniforme ; que l'on fasse varier l'étendue de l'inspiration d'un à deux litres, *toujours la distribution est uniforme dans toute l'étendue du poumon.* Après une inspiration de 300 centimètres cubes, le coefficient de ventilation est de 0,06 ; après 500 centimètres cubes, il est de 0,135, et après 1,000 centimètres cubes, il est de 0,263, Le coefficient de ventilation ne garde donc pas une proportion ascendante régulière ; mais, *plus le volume d'air inspiré est grand et plus considérable est le coefficient de ventilation.* Un gaz mélangé à l'air, une vapeur, une substance volatile quelconque pénètre dans le poumon comme l'air lui-même et, dès la première inspiration sera conduite au contact de la surface étendue des bronches qui jouit d'un si grand pouvoir absorbant. *Dès la première inspiration, le gaz est absorbé et porté par le sang artériel dans l'organisme.* (Gréhant, *Traité de physique médicale.*)

L'air alvéolaire, celui qui se trouve en contact du sang, celui où ont lieu les phénomènes chimiques qui se passent dans le poumon pendant l'acte repiratoire, n'a pas la même composition que l'air atmosphérique ; il contient plus d'acide carbonique et moins d'oxygène. Viérordt a démontré qu'après une inspiration profonde et prolongée, l'air qui sort du poumon contient à peu près le double d'acide carbonique de ce qui a lieu après une inspiration habituelle. Le gaz restant dans le poumon après l'expiration contient 8 pour 100 d'acide carbonique et 12 pour 100 d'oxygène ; le conflit du sang avec l'air s'exécute en présence d'un mélange gazeux qui contient déjà de 5 à 8 pour 100 d'acide carbonique et ne possède plus que 11 à 14 pour 100 d'oxygène. (Paul Bert, *Leçons sur la physiologie comparée de la respiration.*)

Au moyen de notre appareil, nous introduisons dans le poumon, avec chaque inspiration, d'un litre et demi à deux litres d'air en moyenne, et plus encore en augmentant la pression. Après chaque inspiration, le poumon se vide en raison de la force de traction exercée sur la cloche par les poids qu'on y a placés ; cette force de traction, qui se fait sentir sur les bronches, se communique de proche en proche aux alvéoles pulmonaires qu'elle oblige à se contracter, arrivant à leur degré maximum de contractibilité, les débarrassant ainsi de l'air vicié alvéolaire. Au moyen de l'appareil, nous faisons pénétrer dans le poumon une plus grande quan-

tité d'air que ne l'est le volume normal de la respiration
et nous en faisons sortir une plus grande quantité d'air
vicié. Ainsi donc nous perfectionnons la ventilation
pulmonaire, nous diminuons la quantité d'air vicié,
nous augmentons l'air nouveau qui pénètre dans le
poumon : le conflit du sang avec l'air doit donc nécessairement se faire dans un milieu beaucoup plus pur
qu'à l'état normal. Ce mouvement gymnastique, conti-
nué pendant un certain temps, doit forcément augmenter la cavité thoracique, produire là dilatation mécanique du thorax et augmenter par conséquent, la capacité
pulmonaire qui, au lieu d'être de trois litres en moyenne,
sera de trois et demi et quatre litres ; c'est ce qui
arrive, en effet, et ce que chacun peut constater avec
les moyens physiques que nous possédons aujourd'hui.
Nous augmentons le coefficient de ventilation et, la
quantité d'air pénétrant dans le poumon étant plus
grande, nous purifions la composition de l'air alvéolaire. Nous sommes heureux de constater que ce résultat obtenu par notre appareil est d'accord avec les
expériences faites par Paul Bert et publiées dans son
magnifique ouvrage sur la pression barométrique. L'éminent physiologiste démontre d'une manière palpable que
le passage dans le poumon d'une plus grande quantité
d'air dans un temps donné, a pour double résultat d'augmenter la proportion d'oxygène, de diminuer la proportion d'acide carbonique, l'augmentation de l'oxygène étant beaucoup moins considérable que la diminution de l'acide carbonique. *(Gaz du sang,* critique
expérimentale, Paul Bert.)

Mais l'action de notre appareil ne se limite pas à
l'arbre aérien, il en a une immédiate sur le cœur et la
circulation. Le cœur se trouve placé à côté des poumons et a d'énormes vaisseaux veineux à parois dila-
tables où peut affluer le sang. A chaque inspiration, la

tendance au vide est satisfaite par l'air qui se précipite à travers la glotte, et par le sang qui est attiré, des membres et de l'abdomen dans les veines caves et la région droite du cœur, et dont l'appel thoracique ralentit la marche dans les veines pulmonaires vers les loges artificielles. Pendant l'expiration, au contraire, l'impulsion du sang veineux vers le poumon est diminuée et le cheminement du sang artériel dans les vaisseaux qui retournent à la région gauche du cœur, facilitée. Ainsi donc, l'inspiration attire à la fois dans le poumon l'air pur et le sang qui en cherche le contact, et l'expiration, chassant l'air devenu inutile, aide la sortie du sang qui s'est enrichi aux dépens de l'air. (Paul Bert, *Leçons.*)

Le rapport entre la respiration et la circulation est comme un est à quatre, c'est-à-dire que, pendant une respiration le pouls bat quatre fois, le cœur se vide quatre fois. Admettons que pendant chaque inspiration normale d'un demi-litre d'air, le cœur vide dans le poumon, pendant chaque contraction, 60 grammes de sang, il aura fait arriver 240 grammes de sang qui seront venus se mettre en contact avec le demi-litre d'air. Un adulte respire 18 fois par minute, faisant pénétrer neuf litres d'air dans le poumon, qui auront été mis en contact avec 18 fois 240 grammes de sang.

Piorry a constaté, par le plessimétrisme, que, sous l'influence d'une inspiration profonde, le volume du cœur diminue, qu'il se vide plus complètement du sang qu'il contient. Pendant une inspiration prolongée pendant un certain temps, l'appel au vide dans le poumon se fait non seulement par le volume d'air qui pénètre par l'orifice de la glotte, mais encore par l'afflux du sang ; l'inspiration agit comme une force de succion. (Paul Bert, *Leçons. Pression intrapulmonaire.*) Plus la quantité d'air qui pénètre dans le poumon est consi-

dérable et plus le poumon sera dilaté, car l'orifice de la
glotte ne suffit pas au débit de l'air (Paul Bert, *Leçons*); il arrive un moment où cette dilatation devient
tellement considérable, que le cœur se trouve comprimé, et alors nécessairement il doit se vider davantage. Au moyen de l'appareil pneumothérapique, nous
augmentons d'une manière considérable l'étendue de
l'inspiration et le volume d'air qui pénètre dans le
poumon, à un tel point qu'au lieu de respirer 18 fois
par minute on ne respire que 8 ou 9 fois, et le volume
d'air, au lieu d'être de 9 litres par minute, est de 18 en
moyenne; les mouvements du pouls se ralentissent et
descendent jusqu'à 50 pulsations par minute, ralentissement dû aux contractions plus accentuées du cœur,
ce qui chaque jour est constaté au moyen des appareils
graphiques de Marey. Le sang se trouve ainsi envoyé
avec une plus grande puissance dans le milieu qu'il
doit arroser; il y arrive en plus grande quantité et
avec une plus grande force. Ainsi donc, l'action immédiate de l'appareil pneumothérapique est de faciliter
les mouvements du cœur, de le forcer à se contracter
plus complètement. Nous faisons arriver dans le poumon, à un moment donné, une bien plus grande quantité de sang que cela n'a lieu habituellement pendant
une respiration normale; le cœur se contractant avec
une plus grande force, la circulation générale se trouve
perfectionnée; le sang arrive en plus grande quantité
et avec plus de force dans tous les organes et jusqu'aux
extrémités les plus éloignées du corps.

Si nous mettons en regard les effets que la gymnastique pulmonaire produit sur le poumon et sur le cœur,
nous constatons que, d'un côté, l'air pénètre en plus
grande quantité dans le poumon; que, d'un autre côté,
il y arrive une plus grande quantité de sang qui vient
se mettre en contact avec un air alvéolaire de beau-

coup plus pur, dont la composition est de beaucoup meilleure : le résultat final doit forcément être un bénéfice immense au profit de l'hématose. Ne serait-ce que le considérant sous le point de vue hygiénique, cet exercice doit augmenter la force des muscles qui concourent à l'acte respiratoire, le facilitant d'une manière merveilleuse; augmenter la cavité thoracique, grandissant l'espace dans lequel sont contenus les poumons et le cœur qui peuvent se développer davantage; augmenter le calibre des bronches, facilitant l'entrée de l'air; agir sur les alvéoles pulmonaires en augmentant le coefficient d'élasticité et de contractilité; augmenter le coefficient de ventilation; purifier le milieu dans lequel se produisent les phénomènes chimiques de la respiration et les échanges gazeux qui y ont lieu en forçant les alvéoles à se vider plus complètement et introduisant une plus grande quantité d'un air plus pur; faciliter les mouvements du cœur en le forçant à se vider plus complètement; augmenter la force musculaire du cœur, en développant ses fibres. Si nous tenons compte des travaux de Gréhant qui prouvent à l'évidence que les gaz mélangés à l'air pénètrent dans le poumon de même que l'air, on peut facilement juger des résultats que nous devons obtenir au point de vue thérapeutique avec notre appareil pneumothérapique dans lequel nous pouvons introduire tel mélange gazeux dont on veuille faire usage, vapeurs ou substance volatile quelconque.

Si, au lieu d'air atmosphérique, nous introduisons un mélange d'oxygène et d'air, il est clair que l'action de ce gaz se fera sentir sur tout l'organisme, au bénéfice de l'hématose, et que sa puissance vivifiante deviendra palpable et tangible dans toute l'économie. Les respirations de mélanges d'air oxygéné produisent une merveilleuse action tonifiante. Aujourd'hui que, par les travaux de Potain, Malassez, Hayem, l'examen du sang est devenu si facile, on peut aisément chaque jour se rendre compte des bénéfices acquis par le traitement pneumothérapique et l'oxythérapie. Les médicaments introduits dans l'organisme n'agissent que tant qu'ils sont convenablement oxygénés ; les aliments introduits dans l'estomac ne sont facilement assimilés que sous un degré convenable d'oxygénation. On peut facilement juger de l'avenir immense qui est réservé à l'oxythérapie.

DE L'OXYGÈNE

Quand on respire de l'oxygène, la poitrine se trouve singulièrement dégagée et à l'aise. On se sent plus gai, plus robuste, plus d'appétit ; le sommeil est plus doux, plus rafraîchissant qu'à l'ordinaire (Jurine 1785).

Sous l'influence de l'oxygène, toute trace d'acide urique disparaît (Kollmann et Tekart. *Schmidts Jahr bucher*, T. I. p., 28 1865).

L'albuminurie diminue considérablement sous l'influence de l'oxygène (Trousseau).

Les plaies de mauvaise nature sont modifiées par l'oxygène, la cicatrisation s'opère rapidement (Demarquay).

C'est un préjugé de croire que l'oxygène prédispose

aux hémorragies ; il n'offre aucun danger (Poulle, Demarq.).

Dans le cas de gangrène, on obtient, à l'aide de l'oxygène, une limitation des escarres, la cessation des douleurs et la guérison (Laugier, Maurice Raynaud).

L'oxygène est employé avec succès dans le diabète (Bouchardat).

Donné avec prudence aux phtisiques, l'oxygène jouit d'une puissante efficacité (Priestley, Fourcroy, Piorry).

La diminution de la pression barométrique n'agit sur les êtres vivants qu'en diminuant la tension de l'oxygène dans l'air qu'ils respirent, dans le sang qui anime leurs tissus, et en les exposant ainsi à des menaces d'asphyxie.

L'augmentation de la pression barométrique n'agit qu'en augmentant la tension de l'oxygène dans l'air et dans le sang (Paul Bert).

Les êtres actuellement existant à l'état sauvage sur la surface du globe sont accommodés au degré de tension oxygénée sous laquelle ils vivent ; toute diminution, toute augmentation paraît leur être défavorable quand ils sont en état de santé. La thérapeutique peut tirer un parti utile de ces modifications dans divers états pathologiques (Paul Bert).

Les effets fâcheux de la diminution de pression peuvent être combattus efficacement par la respiration d'un air suffisamment riche en oxygène pour maintenir à la valeur normale (20.9) la tension de ce gaz (Paul Bert).

L'anémie est produite par une diminution de tension de l'oxygène (Jourdanet).

Les substances oxygénées ne sont réellement des médicaments, ou n'exercent d'effets sensibles dans nos corps, qu'autant que, contenant de l'oxygène, elles l'abandonnent plus ou moins facilement aux matières animales dont elles ont le contact (Berthollet).

L'oxygène produit une résistance remarquable à l'asphyxie ; il semble que lorsque le sang a été plus imprégné d'oxygène qu'à l'état normal, il soit plus apte à supporter le manque d'air respirable et même l'action d'un gaz irrespirable (Beddoes).

Les animaux qui ont respiré de l'oxygène résistent plus longtemps aux mélanges refroidissants. — L'action de l'oxygène paraît se localiser principalement dans le système musculaire. — L'oxygène est au plus haut degré un stimulus du cœur et des vaisseaux (Beddoes).

Sur 22 cas d'asthme traités par l'oxygène, 10 ont guéri et 7 ont été soulagés (Beddoes).

Sur 7 cas de chlorose, 5 guéris et 2 soulagés (Beddoes).

L'oxygène tient la première place dans tous les phénomènes de la vie (Hope-Seyler).

L'oxygène a toujours augmenté d'une façon merveilleuse l'appétit et le pouvoir d'assimilation (Moritz).

Les inhalations d'oxygène faites dans de bonnes conditions ne présentent aucune espèce d'inconvénient. L'oxygène accroît l'appétit et développe les fonctions d'assimilation, et à ce titre, tend à augmenter le poids du corps. Il élève très légèrement la température. L'oxygène a une action incontestable sur certains éléments du sang. Il augmente le nombre des globules rouges des hématoblastes, et la richesse des premiers en hémoglobine. (Henry Aune. *Inhalations d'oxygène.*)

La vie est un perpétuel mouvement d'oxygénation et de désoxygénation qui commence avant la naissance de l'être et se continue longtemps après, qu'en apparence, il ne vit plus. L'oxygène est tellement indispensable à la vie de l'homme que celui-ci peut prolonger son existence pendant longtemps sans faire usage d'aliments, et il ne peut pas vivre pendant un quart d'heure sans oxygène. Il existe dans le sang où il pénètre par les poumons et par la peau ; il y est en une certaine quantité et sous une tension indispensable pour que les réactions chimiques qui ont lieu dans le liquide nourricier puissent avoir lieu. Cette tension est 20,9. (Paul Bert.) Une diminution d'oxygène, ou un défaut de tension, est la cause des phénomènes pathologiques. La diminution d'oxygène ou le défaut de tension peuvent être le résultat de l'action directe de la pression atmosphérique, ou bien indirecte, produite par une altération légère ou profonde des tissus ou des liquides. Or, tous les tissus dérivent du sang qui lui-même dérive des aliments qui sont assimilés par suite d'une série de phénomènes d'oxygénation. La véritable thérapeutique, la seule logique et vraie, consiste donc à rendre au sang, intermédiaire entre les aliments et les tissus, les éléments organiques dont il faut compenser le défaut ou favoriser l'élimination de l'excès par les voies naturelles. La science ne peut rien sur l'altération des organes sans l'intermédiaire des opérations chimiques ; elle doit chercher à rétablir l'intégrité des tissus par le sang qui est la source où chaque organe puise à son tour ce qui est nécessaire à son entretien ; l'oxygène est l'agent principal de tous ces processus chimiques qui ont lieu dans l'organisme, de toutes les transformations moléculaires qui s'effectuent dans les organes par l'intermédiaire du sang.

Dans tous les phénomènes de la vie, l'oxygène tient la première place : la première molécule de ce gaz pénétrant dans le poumon de l'être qui vient de naître,

donne l'impulsion et imprime la chaleur à tout le reste
de l'organisme ; les substances introduites dans l'estomac et digérées arrivent dans le sang pour être oxy-
dées, transformées en fibrine qui, à son tour, doit rem-
placer, molécule par molécule, les tissus de même nature que l'action incessante de l'oxygène transforme en
urée, si les proportions entre la matière à brûler et
l'oxygène sont convenables, ou bien en acide urique
qui devient alors l'orgine de la goutte, de la gravelle,
des dyspepsies et de la plupart des maladies chroniques causées par l'alimentation animale surabondante.

Les matières carbonées, les graisses, le sucre, les fé-
culents, sont charriées par le sang jusqu'au poumon
pour subir l'action comburante de l'oxygène qui les
élimine sous forme d'eau et d'acide carbonique ; mais
lorsqu'elles sont en excès par rapport à la proportion
d'oxygène, elles se déposent dans les tissus, produisant
l'obésité, la transformation graisseuse des organes, le
diabète, l'anémie, la phtisie et les phénomènes con-
somptifs. C'est encore l'oxygène qui brûle le phosphore
de l'albumine et le soufre de la fibrine, et qui, par une
série de compositions, favorise l'expulsion des phosphates, des sulfates, etc., fixés dans les tissus. Sous son
influence, les aliments sont transformés en chaleur et
en tissus qui eux-mêmes sont remplacés, puis expulsés
sous forme d'excrétions, tandis que la chaleur produite
pendant ces opérations chimico-physiques entretient
l'ensemble des forces de l'organisme. L'oxygène est
l'auxiliaire indispensable de l'absorption des aliments,
de l'action des médicaments, de la nutrition et de la
dénutrition des tissus. La santé n'est possible qu'en
resserrant la vie dans les limites étroites de l'équation
alimentaire et oxygénée.

La consommation d'oxygène faite par les organes
dépend de l'affinité de leur substance propre pour l'oxy-

gène et de la quantité qui leur est apportée par la circulation. En tête des tissus se place, par son énergie à absorber l'oxygène, le système musculaire ; la contraction des muscles en augmente la consommation. Toutes choses égales d'ailleurs, la plus grande richesse en oxygène du milieu respirable déterminera une respiration plus active. La capacité plus ou moins grande du sang pour l'oxygène rend aussi plus ou moins considérable l'absorption de ce gaz, et par suite la richesse oxygénée du milieu intérieur dans lequel les éléments anatomiques puisent l'oxygène qu'ils respirent.

Tout individu produisant un travail mécanique externe ne le fournit qu'aux dépens de la chaleur transformée. La connaissance de ce fait — conséquence des travaux de Lavoisier sur la source de la chaleur ; de J.-R. Mayer sur les forces de la nature inanimée ; de Joule découvrant l'équivalent mécanique de la chaleur ; des travaux de Gréhant ; des expériences de Paul Bert — amène involontairement à considérer les fonctions animales comme des phénomènes physico-chimiques dans lesquels l'oxygène joue un premier rôle presque mathématique. Transformant les lois de permutation des forces de la nature, par voie d'équivalence, en préceptes alimentaires et hygiéniques, on en arrive à donner à la médecine une tendance à devenir une science exacte et à faire rentrer ces lois d'équivalence dans le domaine de la thérapeutique.

Pour qu'un organe fonctionne régulièrement, il s'agit de faire pénétrer, dans un temps donné, la quantité d'oxygène proportionnelle à l'oxydation des matériaux combustibles que les vaisseaux peuvent apporter à l'organe ou emporter par élimination. Si la quantité d'oxygène est trop petite, il y aura congestion ; si au contraire elle est trop grande, il y aura, comme résultat final, la désintégration des tissus de l'organe ; il s'agit de maintenir l'équilibre entre la perte et la réparation, entre l'alimentation, l'oxydation et l'élimination ; la question alimentaire devient ainsi tout à fait mathématique.

Les équivalents alimentaires peuvent s'établir ainsi :

Ration d'entretien, pour conserver la santé et le poids total constant :

Carbone	280 gram.
Azote	20
Sel marin . , ...	16
Phosphates et matières minérales.	16
Phosphore.	30 centigr.

Soit :

Matières albuminoïdes	100 gram.
Hydrates de carbone. . . . .,	398
Corps gras.	74
Légumine ou corps analogues.	25
Sel marin	10

Ce qui répond, en nourriture habituelle, à :

Pain.	830 gram.
Bœuf.	215
Graisse	60
Œufs frais.	2
Sel marin.	10

L'oxygène nécessaire pour la combustion de ces aliments est de 720 grammes ou 620 litres en 24 heures, par un adulte pesant de 75 à 80 kilogrammes.

Chaque gramme d'acide carbonique exhalé par un

animal, correspond environ de 2,7 à 3,4 calories, ou environ 1275 kilogrammètres.

Ration de travail. La machine humaine ne transforme en travail utile que les $\frac{146}{1000}$ de l'oxygène dépensé, c'est-à-dire ne produit que 62 kilogrammètres par calorie au lieu de 425, équivalent théorique.

1,000 kilogrammètres de travail correspondent à 3 grammes 85 d'oxygène consommé et à :

Matières albuminoïdes. . .   0 gram. 666
Amidon.   0   297

Ou :

Pain. . . . . . . -. . . . .   4 gram. 350
Viande   2   110
Graisse   0   398

Un bon ouvrier travaillant huit heures par jour représente une moyenne de 83,000 kilogrammètres, ce qui correspond à 170 grammes de carbone et à 8 grammes 75 d'azote, ou, en pratique, à :

(1000 kil.)
Pain. . .   4 gram. 350 $\times$ 83,000 kil. $=$ 360 gram.
Viande. .   2   110 $\times$ 83,000 $=$ 175
Graisse .   0   398 $\times$ 83,000 $=$ 33

La quantité d'oxygène sera de 3 grammes $\times$ 83,000 $=$ 320.

Si nous ajoutons cette ration pour le travail utile à la ration quotidienne nécessaire, nous aurons :

Azote. . . . . . .   20 $+$ 8.75 $=$ 28.75
Carbone. . . . . .   280 $+$ 170 $=$ 450

Ou :

Pain.	830 + 360 =	1,190
Viande	215 + 175 =	490
Graisse	60 + 33 =	93
Œufs frais. . . A .	(2)	
Sel marin	10 + 18 =	28

La quantité d'oxygène sera de 730 + 320 = 1,040 grammes, soit environ 800 litres d'oxygène contenus dans 4 mètres cubes d'air à la pression de mercure de 760 millimètres.

Ration phosphorée pour le travail cérébral.— Tamin-Despalles *(Alimentation du cerveau et des nerfs)* a établi expérimentalement que chaque jour de travail cérébral continu correspondait à une consommation de 65 centigrammes de phosphore, et chaque jour de repos ou de travail musculaire à 25-35 centigrammes.

Soit une moyenne de 45 centigrammes pour le travail mixte.

10 grammes de légumine ou d'amandine contiennent 12-15 centigrammes de phosphore.

Un œuf représente 6-8 centigrammes.

La ration phosphorée mixte et quotidienne sera donc de 35-40 grammes de légumine ou corps phosphorés analogues ; soit 110 grammes de lupins frais, ou 130 grammes de lentilles décortiquées, ou 65 grammes de pois cassés et 3 œufs frais.

La ration pour le travail cérébral, exigeant 65 centigrammes de phosphore, serait :

Pain.	780 grammes.
Viande	400
Pois cassés ou lentilles.	65
Œufs frais	(3)

Dans ces rations, le fer, le soufre, les sels divers, phosphates, chlorures, fluorures, silicates, sulfates et carbonates se trouvent généralement en proportions suffisantes.

Boussingault et Bouchardat ont fixé à 10 centigrammes la proportion de fer que l'organisme consomme chaque jour; Mège-Mouriès, à 6 grammes celle de phosphate de chaux; 8 grammes, celle de phosphate de soude. Tamin-Despalles a établi (Comptes-rendus, octobre 1874) que les fluorures et les silicates étaient les auxillaires indispensables des phosphates.

L'oxygène est l'agent indispensable à l'assimilation de toutes ces substances : on conçoit les services que doit rendre l'oxythérapie.

En moyenne, un adulte de 75 à 80 kilos absorbe par heure, au repos, environ de 19 à 25 litres d'oxygène (28 à 37 grammes), ou environ 125 litres d'air; il rejette, par l'expiration, de 16-21 litres d'acide carbonique (31 à 41 grammes), représentant de 22 à 30 grammes d'oxygène; le reste de l'oxygène absorbé est dépensé à former dans l'organisme d'autres produits.

Lavoisier a établi cette loi, que Joule a démontré être vraie, qu'un animal consomme d'autant plus d'oxygène et produit d'autant plus d'acide carbonique que le travail mécanique qu'il accomplit dans un temps donné est plus grand.

C. Ludwig et Scelow ont observé que, pendant le repos, une quantité d'oxygène considérable s'accumule dans l'organisme, de telle sorte que, pendant le travail, l'acide carbonique exhalé contient plus d'oxygène qu'il n'en a absorbé pendant le même temps.

Pettenhoffer et Voit ont observé que l'oxygène s'accumulait plus encore pendant la nuit que pendant le jour, pendant le sommeil que pendant la veille.

A l'état de digestion, le sang artériel contient, à

volume égal, une quantité notablement moindre d'oxygène que pendant le jeûne; cette différence doit être attribuée à la masse de sang augmentée à la suite d'absorptions digestives et aux oxydations que subissent dans le sang même, les produits de la digestion, et qui occupent et font disparaître aussitôt une portion de l'oxygène absorbé; cette moindre richesse oxygénée du sang après la digestion a des conséquences importantes et elle fournit peut-être la véritable explication de ce sentiment de lourdeur, de ces pesanteurs de tête, de ce besoin de repos de cette sommolence même, qui suivent les digestions les mieux opérées. Ce besoin de repos est la conséquence d'une moindre oxygénation du sang, et par suite d'une moindre excitation des éléments musculaires et nerveux; ce qui explique la fréquence des attaques de congestion pendant ou après les repas; car on sait que les animaux en digestion rendent par les poumons une très grande quantité d'acide carbonique (Paul Bert. *Leçons de Physiologie comparée.*)

L'oxygène introduit dans le poumon par l'acte de la respiration traverse, par diffusion, la fine membrane des vésicules pulmonaires et de leurs capillaires et se dissout en quantité d'autant plus notable dans le plasma sanguin que la pression extérieure est plus considérable, plus grande; que le sang en est plus appauvri; que le sérum est plus riche en carbonates et en phosphates; que les globules sont plus aptes à enlever au plasma l'oxygène au fur et à mesure de son arrivée. Hope-Seyler a démontré que c'est à l'hémoglobine, à la matière ferrugineuse albuminoïde qui se trouve dans les globules rouges du sang, que s'unit chimiquement l'oxygène, donnant lieu à une nouvelle formation à laquelle il a donné le nom d'oxy-hémoglobine, et c'est sous cette forme qu'il est porté jusqu'aux plus fines et aux plus profondes modifications de l'organisme. Mis en contact avec l'oxygène, chaque globule s'en empare et va le transporter dans l'organisme d'où il revient chargé d'acide carbonique. L'action de l'oxygène est en même temps chimique et dynamique; il est le grand modificateur du sang qui développe, nourrit nos organes et il est en même temps la source de la chaleur animale.

L'oxythérapie est donc le mode de traitement le plus rationnel, le plus logique qui existe, et qui doit être le plus riche en résultats. Lorsque nous faisons respirer, pendant trois quarts d'heure ou une heure, de deux à trois cents litres d'air oxygéné et sous une certaine pression, nous soumettons l'organisme à un courant continu d'air vivifiant dont l'action tonique doit avoir forcément un profond retentissement dans toute l'économie; nous faisons revenir un grand nombre de fois dans le poumon les mêmes globules qui, chargés d'oxygène, vont porter leur action bienfaisante dans les parties les plus éloignées du corps pour revenir chargés d'acide carbonique, et si l'on réfléchit qu'un globule ne met pas plus de 24 secondes pour remplir sa mission, on comprendra le bénéfice qui en résulte. Chaque globule sanguin exhale l'acide carbonique dont il est imprégné et se charge complètement d'autant d'oxygène qu'il peut en absorber : l'exhalation d'acide carbonique devient donc plus considérable.

L'oxygène facilitant et augmentant les exhalations, les excrétions et les désassimilations, agit secondairement sur la nutrition. Tous ceux qui se sont occupés de l'oxygène constatent qu'après quelques séances d'inhalation, l'appétit augmente, les forces reviennent, les muscles se développent, il se produit de la chaleur, et le résultat final est un sensible bien-être général.

Plus le sang est alcalin, plus grande est la facilité

d'absorption d'oxygène : il s'agit donc d'alcaliniser le sang en même temps qu'on fait respirer de l'oxygène ; c'est ce que nous faisons depuis longtemps. Cette médication n'est, du reste, pas neuve ; depuis long-temps elle existe et est mise en usage ; ce que nous réclamons pour nous, c'est de l'avoir rendue accessible en tous temps et à toutes les époques de l'année, d'une manière simple et pratique, de l'avoir mise à la portée de tout le monde.

Lorsqu'on envoie les malades et les convalescents à la campagne, dans les bois, au bord de la mer, ou bien sur les hauteurs, faire des voyages au long cours, que fait-on autre chose que de les placer dans des milieux plus ou moins oxygénés où ils peuvent absorber une plus ou moins grande quantité d'oxygène ? Quel autre effet produisent les eaux minérales, si ce n'est d'alcaliniser le sang en le rendant ainsi plus apte à absorber l'oxygène de l'air de manière à faciliter l'oxygénation des globules ? Les eaux ferrugineuses ont-elles une autre manière d'agir que d'augmenter la matière colorante du sang, l'hémoglobine, qui absorbe plus facilement l'oxygène ? Lorsqu'on conseille, en même temps que l'on fait usage des eaux minérales, l'exercice en plein air, qu'on fait des marches forcées de deux et trois kilomètres, on met les muscles en mouvement, on dépense de la chaleur, on se met dans les meilleures conditions possibles voulues pour absorber une plus grande quantité d'oxygène ; l'appétit augmente, on ingère une plus grande quantité d'aliments qui augmentent les principes nutrimentitiels, produits de la digestion, qui arrivent dans le sang pour y subir l'oxygénation et pénétrer dans les tissus. C'est l'oxygène, toujours l'oxygène, qui est, dans ces cas, l'agent réconfortant et reconstituant par excellence. Ces résultats, obtenus par le déplacement et l'usage des eaux minérales, sont ceux que nous obtenons journellement avec l'oxythérapie.

Lorsque, par manque d'oxygénation, les substances produisant les corps gras ne sont pas suffisamment brûlées, elles se déposent dans les tissus, produisant l'obésité ; on combat cet état avec les bains de vapeur, et nous agissons contre ce phénomène en conseillant l'excès de marche, le mouvement exagéré, et nous augmentons la quantité d'oxygène qui vient brûler ces dépôts graisseux en facilitant l'oxygénation et en établissant un rapport convenable entre la matière à brûler et l'agent comburant.

Lorsqu'une vie oisive, l'abus d'aliments par trop succulents, et de vins généreux, produisent la diathèse urique, la gravelle, la goutte, c'est que l'organisme n'a pas la quantité suffisante d'oxygène pour produire la transformation ultime des substances azotées, pour produire l'urée ; ces malades sont envoyés aux eaux alcalines, pour augmenter l'alcalinité du sang et faciliter l'absorption d'oxygène nécessaire pour que les phénomènes chimiques de métamorphose aient lieu : or, nous obtenons le même résultat avec le traitement oxythérapique.

Bouchardat a établi depuis longtemps que le meilleur adjuvant du traitement des diabétiques est l'emploi régulier de la gymnastique. Demarquay cite des cas où il a vu la quantité de sucre diminuer considérablement par les inhalations d'oxygène sans rien changer au régime alimentaire. Chevreuil avait observé que la présence d'une plus grande quantité d'éléments alcalins dans le sang contribuait à y fixer l'oxygène. Fort de cette observation, Mialhe a institué son traitement alcalin pour combattre le diabète ; c'est ce traitement qui est suivi aujourd'hui. Profitant de l'expérience de ces savants, nous avons établi un traitement du diabète qui nous donne des résultats on ne peut plus favorables. Il consiste à ne rien changer dans le régime alimentaire du malade et à faciliter l'oxygénation de ces produits en faisant arriver dans l'organisme, d'une manière artificielle, une plus grande quantité d'oxygène, suffisante pour produire l'élimination normale des excrétions : alimentation reconstituante, exercice, douches, respirations d'oxygène en grande quantité, souvent répétées. Si, en conservant au malade son régime habituel, nous produisons une augmentation de glucose, nous brûlons cette glucose en augmentant la quantité d'oxygène ; nous augmentons la puissance absorbante du sang en augmentant son alcalinité, faisant arriver dans l'organisme, par l'estomac, des substances alcalines. Ce traitement exclut complètement la diète et le gluten. Le traitement habituel est affaiblissant ; les malades dépérissent ; le nôtre qui est reconstituant par excellence entretient la vie. L'ouvrage de Marchal de Calvi, les lettres de Liebig, conseillent ce traitement qu'il ne s'agissait que d'appliquer à la pratique. Le sang rendu alcalin par un excès de substances alcalines, acquiert la propriété d'absorber une quantité énorme d'oxygène qui est l'agent désassimilateur par excellence, qui élimine de l'organisme les principes morbides qui agissent sur l'économie ; or, comme en même temps il est le grand assimilateur, il remplace chaque molécule viciée et impropre à l'entretien des tissus et à leur nutrimentation par une autre qui vient porter avec elle la santé et la vie.

C'est ce privilège qu'a l'oxygène d'être l'agent assimilateur et désassimilateur par excellence de l'organisme, qui fait que son emploi est non seulement indiqué comme agent thérapeutique, mais que son application est indispensable et toujours suivie de succès. Dans les cas qui, à première vue, paraissent être en contradiction, tels sont la glucossurie et la diathèse urique, la gravelle, la goutte, l'anémie et la pléthore sanguine, les congestions sanguines et les amas séreux ; dans tous ces cas, il produit des résultats merveilleux.

La médication alcaline employée depuis si longtemps d'une manière empyrique au traitement de la diathèse urique, de la gravelle, du rhumatisme, de la goutte, a sa raison d'être scientifique, comme le dit Demarquay, en ce qu'elle a pour résultat de fixer une plus grande quantité d'oxygène dans le sang, déterminant ainsi une combustion plus active et plus puissante des éléments plastiques du sang et la conversion d'acide urique en urée, forme sous laquelle les matières azotées complètement brûlées sont rejetées de l'organisme.

Les maladies consomptives qui, le plus souvent, sont héréditaires, sont contrariées dans leur marche, subissent un arrêt dans leur développement et souvent sont guéries par l'usage continu de l'oxygène. Lorsqu'un germe maladif se trouve implanté dans notre organisme, il n'attend que le moment le plus favorable pour son développement et il en profite toujours ; il s'agit de le combattre avec persévérance pour s'opposer à la force envahissante dont il se trouve muni ; l'oxythérapie est le moyen le plus approprié pour obtenir ce résultat ; c'est ce qui en fait une médication admirable comme moyen hygiénique, comme traitement préventif.

Si ce germe se trouve être le tubercule, le cancer, et que l'organisme dans lequel il est venu au monde soit affaibli, soit ce qu'on appelle aujourd'hui anémique, il est clair que si cette constitution spéciale n'est pas combattue à temps par les moyens appropriés, ce germe se trouvant dans un milieu favorable, se développera avec une effrayante rapidité. On verra se produire déjà dès l'enfance, la méningite tuberculeuse qui est le plus souvent la forme la plus fréquente de son précoce développement ; ou bien il prend son siège de préférence dans les bronches et détermine des accidents graves du côté de la poitrine, quand il ne se développe pas dans les intestins produisant la diarrhée. Lorsque ce germe pardonne à la première enfance, il se ratrappe à l'âge de la puberté où il reprend le dessus, et si alors les phénomènes du côté du cerveau sont moins à craindre, les organes de la poitrine prennent le dessus et la phtisie n'est pas longue à se déclarer.

Chez la jeune fille, ce sont les accidents locaux et généraux provenant de la matrice qui paraissent ; alors on se trouve en face de la chlorose, de la chloro-anémie, de l'hystérie, avec tous ses phénomènes nerveux si multiples et si variés, dépendant de la manière dont ont lieu les pertes menstruelles. Si on est assez heureux pour avoir été épargné à cette époque du développement physique, on a encore à craindre l'influence nuisible de ce germe qui choisit alors l'époque la plus belle de l'existence : celle de l'espérance, celle où le sujet et ses parents croient le plus en l'avenir; pour produire ses terribles ravages qui les désolent tous.

C'est effectivement de 20 à 30 ans que la phtisie est le plus à craindre ; c'est alors qu'elle est plus terrible et plus redoutable. Ce récit de la tendance progressive de ce germe n'a rien d'exagéré. Selon le terrain où il se trouvera, il produira la tuberculose, le cancer, la gravelle, la goutte, l'herpétisme, etc., mais il tendra toujours à se développer. Que fait-on pour l'empêcher de se développer, pour l'arrêter dans sa marche? Rien, ou bien peu de chose. On attend qu'il se montre, et alors lorsqu'on le voit, lorsqu'on l'a reconnu, il est souvent trop tard. Il a pris possession de l'individu et il ne l'abandonne pas facilement : pourtant rien ne serait plus facile que de contrarier sa marche, d'arrêter son développement.

C'est au médecin qu'incombe le devoir de contribuer à l'amélioration de la race. Connaissant les parents et les ascendants de l'être qui vient de naître, il sait d'avance ce qu'il peut craindre et espérer. C'est depuis le berceau qu'il convient de bien diriger la croissance. Une bonne alimentation par une bonne nourrice ; le bon air suffisamment oxygéné ; la gymnastique propre à l'âge pour aider au développement des muscles ; agir sur la peau pour faciliter l'absortion d'oxygène et pour en faciliter les fonctions ; chercher à développer le thorax de manière à augmenter la cavité où sont contenus le poumon et le cœur ; pour cela, faire usage des inspirations profondes de Piorry, de manière à faire absorber la plus grande quantité d'oxygène à un moment donné, car l'oxygène est le grand assimilateur et désassimilateur par excellence ; que par son action régénératrice chaque molécule viciée soit remplacée par une molécule nouvelle pleine de vie. Il faut donc faciliter ce qu'on appelle si improprement *les pertes*, c'est-à-dire les secrétions, les excrétions, pour faire place à de nouvelles formations. Lorsque l'enfant est en âge de faire de l'exercice, la course est le meilleur qu'il puisse faire pour développer le thorax, pour faciliter la respiration, augmenter la capacité pulmonaire. A ce sujet, nous citerons les quelques lignes publiées par Marey (compte rendu Acad. des sciences 19 juillet 1880) : « Les expériences faites à l'école de gymnastique de Vincennes prouvent que la course produit un accroissement énorme de l'ampliation de la poitrine et un notable ralentissement des mouvements thoraciques. Après 4 et 5 mois d'entraînement, la course ne produit plus d'essoufflement, car il n'y a pas de différence entre les tracés respiratoires avant et après une course de six cents mètres. Dès lors, l'homme ne respire plus que 12 fois par minute et l'amplitude des mouvements respiratoires a plus que quadruplé. On en peut donc conclure que les jeunes soldats, après avoir subi les effets de la gymnastique, respiraient environ deux fois plus d'air qu'avant d'avoir été soumis à l'entrainement. L'habitude d'un exercice musculaire modifie graduellement la fonction respiratoire et ce fait si vrai ne doit pas passer inaperçu. »

On peut faire usage de l'oxythérapie au moyen de l'appareil pneumothérapique dès le plus jeune âge. Nous avons traité et guéri des bronchites chroniques asthmatiques chez des enfants de 4 à 5 ans ; il faut donc y avoir recours aussitôt que cela est possible.

L'oxythérapie ne trouve pas seulement son indication dans les cas d'anémie où elle est si puissante ; elle trouve aussi son application dans les cas de congestions actives du cerveau, du foie, etc. Tamin-Despalles a fait connaître le cas d'un député qui, en plein boulevard, fut atteint d'une congestion cérébrale et qui fut guéri par les inhalations d'oxygène. Cette année, au mois de juin, nous avons eu le bonheur de constater par nous-même un succès de ce genre ; appelé chez une dame Russe, âgée de 71 ans, qui demeure rue Miromesnil, 94, nous l'avons trouvée atteinte d'une congestion cérébrale avec hémiplégie gauche et difficulté de la parole; nous avons été assez heureux pour la remettre sur pied avec un traitement combiné d'inhalations d'oxygène et d'électricité ; au bout de 20 jours, elle fut conduite à Trouville où tout le monde a pu la voir marcher librement.

Les respirations d'air oxygéné sont suivies d'excellents résultats chez les personnes affaiblies soit par manque habituel d'air, par besoin de nourriture, ou bien par les excès et les abus des plaisirs; ces deux extrêmes conduisant à l'appauvrissement du sang. Chez les femmes, à l'époque de leur formation et à l'âge critique, après les couches, les grandes hémorragies. Chez les hommes affaiblis par les excès, il arrive souvent qu'une paralysie locale complique leur état ; les respirations d'air oxygéné combattent avec succès cette affection. Dans toutes les paralysies, de quelque nature qu'elles soient, l'oxygène guérit ou soulage; Demarquay cite des cas de guérison de paralysies par les inhalations d'oxygène, et avant lui, les médecins anglais avaient publié des guérisons, dès le commencement du siècle.

Chez les jeunes gens à poitrine étroite, avec le souffle faible, que le moindre mouvement fatigue et où plus tard une affection consomptive est à craindre, les respirations d'air oxygéné agissent, au delà de toute expression, comme un contre poison ; seulement il faut exiger de la part de ces personnes la constance et la persévérance dans le traitement, pour arriver à détruire le germe maladif qu'ils ont en eux. Nous avons trop souvent été témoins d'aggravations survenues chez ces personnes, par suite de leur inconstance ; des malades chez lesquels nous avions obtenu une amélioration sensible au point de se croire guéris, abandonnaient le traitement pour y revenir bientôt dans un état beaucoup moins favorable, diminuant considérablement les chances de guérison. Nous ne pouvons nous empêcher d'insister sur ce point : pour que le traitement produise des effets durables, il faut qu'il soit suivi pendant un certain temps et y revenir même à de certaines époques, afin d'entretenir les forces et d'empêcher les récidives. Il ne faut pas attendre qu'une phtisie soit déclarée, pour avoir recours au traitement. Dans les crachements de sang, les hémorragies pulmonaires, les congestions pulmonaires, l'air comprimé oxygéné agit à merveille ; du reste Piorry avait constaté depuis longtemps que l'usage des inspirations profondes réitérées était favorable pour combattre ces différents états du poumon; l'écoulement hémorrhagique s'arrête comme par enchantement sous l'influence de l'air oxygéné.

Dans les cas de bronchite chronique, d'emphysème pulmonaire, d'asthme, l'oxythérapie produit encore d'excellents résultats; Beddoes, au commencement du siècle, et Demarquay, citent des cas de guérison et chaque jour, nous sommes à même de l'employer avec succès.

Les accumulations de liquide dans la plèvre, les pleurésies chroniques avec épanchement, avec adhérences, les accumulations purulentes, les empyèmes sont heureusement combattus par l'usage de l'oxythérapie. Nous avons guéri des cas de pleurésies chroniques *avec épanchement* qui, ayant subi une première fois l'opération, ont eu recours à notre traitement par la récidive de l'accumulation; le traitement a duré cinq mois. En ce moment, nous traitons un ecclésiastique âgé de 65 ans qui, pendant une fièvre typhoïde fut atteint d'une pleurésie; au commencement du traitement, il y avait un épanchement énorme à la base du poumon droit; des confrères qui l'examinèrent à cette époque, nous trouvèrent bien hardi de donner un espoir de guérison sans opération; fort de notre expérience, nous avons appliqué le traitement, et aujourd'hui l'épanchement a disparu dans sa presque totalité; nous pouvons donc éviter cette opération avec l'usage de l'oxythérapie.

La question la plus difficile à résoudre et qu'on nous pose le plus souvent, est celle de la durée du traitement, du temps nécessaire pour obtenir une guérison. Une chose à constater, c'est que les affections les plus difficiles à traiter, celles où l'on appréhende presque d'entreprendre un traitement, appartiennent à des sujets impatients. Tel individu affecté d'une bronchite chronique, d'un asthme chronique qu'il traîne depuis 15 ans, est tout étonné qu'on lui demande six mois de traitement continu pour obtenir une guérison et marchande le temps comme si cela dépendait réellement du médecin. La durée du traitement dépend de la nature de l'affection qu'on a à combattre, du temps dont le sujet peut disposer chaque jour, et de la fréquence des séances, mais il est matériellement impossible de prédire à l'avance : ceci dépend entièrement de l'organisation du malade et du degré d'altération anémique du sang. Toutes les maladies consomptives ont besoin d'un long traitement : plus l'anémie est profonde et plus il faudra de temps.

L'oxythérapie vient en aide au traitement entrepris dans les stations thermales : en effet il est impossible de prétendre guérir une affection invétérée, chronique, quelle qu'elle soit, pendant le court espace de temps qu'on passe aux eaux thermales ; cette cure peut produire un grand soulagement, sans doute, mais le germe de la maladie existant toujours, aussitôt que le sujet revient chez lui, qu'il reprend son ancien genre de vie, ses occupations, le plus souvent dans un milieu où l'air est vicié, que les enfants rentrent dans leurs collèges, le bienfait de la cure disparait graduellement et l'affection dont on était soulagé et qu'on croyait même guérie, reparaît de nouveau. C'est dans ces cas, au retour des Eaux, qu'il faut entreprendre le traitement oxythérapique pour entretenir l'organisme en bon état, pour combattre les influences nuisibles des milieux dans lesquels on est destiné à vivre ; deux, trois séances par semaine, pendant lesquelles on respire de deux à trois cents litres d'air oxygéné, combattent avec succès l'effet nuisible de l'air vicié qu'on a respiré ; la ventilation pulmonaire est entretenue et l'appétit maintenu ; la gymnastique pulmonaire, nécessaire pour faire pénétrer dans le poumon les deux à trois cents litres d'air oxygéné, donne de l'appétit, augmente la chaleur, et déploie les forces musculaires, rendant plus aisés les changements moléculaires qui s'opèrent dans l'organisme par le sang sous l'influence de l'oxygène.

Certains états pathologiques du cœur qui paraissent avec des symptômes effrayants sont soulagés et souvent guéris sous l'influence de la médication oxythérapique, surtout lorsqu'il n'y a pas de lésion organique matérielle compliquant ou produisant les phénomènes qu'on observe. Les dilatations simples du cœur, les accumulations de liquides dans le péricarde sont combattues avec succès; l'asthme qui accompagne souvent cet état du cœur disparaît comme par enchantement.

Les congestions sanguines chroniques du foie diminuent et guérissent avec le traitement par l'oxythérapie; la congestion disparaît; son volume revient à l'état normal, guérissant de la sorte la dyspnée, l'asthme qui est la conséquence forcée de la compression exercée par le foie sur les poumons.

Enfin la médication oxythérapique exécutée au moyen de l'appareil pneumothérapique modifie d'une manière sensible et guérit les affections asthmatiques qui surviennent par suite de l'influence que le gros volume du ventre exerce sur les organes de la circulation et de la respiration, produisant une grande gêne dans les fonctions de ces organes.

Cʜ. BELOT DE REGLA.

Paris. — Imprimerie Motteroz, 54 bis, rue du Four.

265